CORPS DE SANTÉ

DE

LA MARINE

Arrêté Ministériel du 13 mai 1896.

SOMMAIRE :

1° Embarquement des officiers du corps de santé de la Marine ;

2° Désignations des officiers du corps de santé de la Marine pour les emplois sédentaires ;

3° Déplacement des officiers du corps de santé de la Marine ;

4° Désignations des officiers du corps de santé de la Marine pour le service des troupes en France et aux Colonies ;

5° Résidence libre des officiers du corps de santé de la Marine ;

Suivi des Tarifs de Solde des Officiers du Corps de Santé de la Marine.

(Septembre 1898.)

PRIX : **50** centimes.

B. LEPORTIER Éditeur à Landerneau

ET

CHEZ LES PRINCIPAUX LIBRAIRES DES PORTS

CORPS DE SANTÉ DE LA MARINE.

Arrêté ministériel relatif: 1° à l'embarquement des officiers du corps de santé de la Marine; 2° aux désignations des officiers du corps de santé de la Marine pour les emplois sédentaires; 3° au déplacement des officiers du corps de santé de la Marine; 4° aux désignations des officiers du corps de santé de la Marine pour le service des troupes en France et aux Colonies; 5° à la résidence libre des officiers du corps de santé de la Marine. (*13 mai 1896. — B. O. p. 848*).

TITRE PREMIER. — DE L'EMBARQUEMENT DES OFFICIERS DU CORPS DE SANTÉ DE LA MARINE.

Art. 1er. — 1. — Dans chaque port et pour chaque grade, les médecins en chef, les médecins principaux, les médecins de 1re et de 2e classe (Service général) ainsi que les pharmaciens de tous grades, sont portés sur une liste d'embarquement tenue et affichée à la Direction du Service de santé.

2. — Ils prennent rang sur cette liste, dans l'ordre ci-après, savoir:

1° A la tête de la liste et par ordre d'ancienneté de grade, s'ils sont en interrompu de moins d'une année d'embarquement ou de service colonial (en une ou plusieurs périodes consécutives);

2° A la date de leur promotion, s'ils sont nommés pendant un séjour à terre;

3° A la date de leur débarquement, après accomplissement d'une année au moins d'embarquement ou de service colonial, ou à la date de leur débarquement après promotion; (1)

4° A la date de leur rappel à l'activité, s'ils sont relevés de la position de non-activité ou de la position de congé sans solde et hors cadres.

---

(1) Voir à la fin la dépêche interprétative.

Art. 2. — 1. — Sont distraits de la liste d'embarquement :

1° Les officiers du corps de santé occupant des emplois sédentaires, dits prévotés ; les membres du Conseil supérieur de santé ; les sous-directeurs du Service de santé dans les ports ;

2° Les officiers du corps de santé occupant les fonctions de professeurs des Écoles de médecine navale (École de Bordeaux, Écoles annexes, École d'application) ;

3° Les officiers du corps de santé en congé de convalescence ou en permission à valoir sur ce congé ;

4° Les officiers du corps de santé en congé pour affaires personnelles d'au moins six mois, *sans solde,* dans les conditions de l'article 11 du décret du 15 novembre 1895 ;

5° Les officiers du corps de santé en détention et ceux en traitement dans les hôpitaux ;

6° Les officiers du corps de santé en instance de retraite, dans la limite d'une année ;

7° Les officiers du corps de santé en résidence libre, après campagne à la mer ou aux Colonies, dans les conditions qui sont fixées par le présent arrêté (Titre IV).

Art. 3. — 1. — Tout officier du corps de santé, occupant un emploi qui le place en dehors de la liste d'embarquement, reprend son tour sur cette liste, le jour même où le terme assigné à cette position est arrivé.

2. — Si, pour un motif quelconque, autre que la suppression d'emploi, il quitte son poste avant le terme fixé, il demeure distrait de la liste d'embarquement pendant trente jours, à moins que la date de l'échéance réglementaire ne se présente au cours de cette période de trente jours.

3. — Les prescriptions du paragraphe précédent sont également applicables à tout officier du corps de santé quittant un emploi sédentaire d'une durée illimitée, ainsi qu'aux médecins et pharmaciens en résidence libre, en congé de con-

valescence (1), ou en congé *sans solde* pour affaires person-nelles, qui rallient leurs ports avant le terme fixé.

4. — Le médecin ou le pharmacien qui a obtenu un congé pour faire usage des eaux thermales n'est inscrit sur la liste d'embarquement qu'à l'expiration de la période maximum de deux mois, pendant laquelle ledit congé est accordé.

5. — Les prescriptions du paragraphe 2 ne sont pas applicables à l'officier occupant un emploi sédentaire supprimé. Ces officiers sont inscrits sur la liste d'embarquement le jour même où ils cessent leurs fonctions.

Art. 4. — Tout officier du corps de santé qui rallie son port, soit après débarquement, soit après déplacement pour le service à terre, soit après congé de convalescence ou résidence libre, n'est inscrit sur la liste d'embarquement que le jour où les délais de route réglementaires sont expirés, qu'il ait ou non profité de la totalité de ces délais, en ajoutant pour la Corse et l'Algérie le temps de la traversée.

Art. 5. — 1. — Les Préfets maritimes peuvent autoriser les officiers du corps de santé du même grade, appartenant au même port, à permuter entre eux pour le tour d'embarquement. Ils peuvent également autoriser une permutation entre deux officiers du corps de santé, dont l'un figure sur la liste d'embarquement et l'autre est employé à terre, ou embarqué sur un navire relevant de leur autorité.

2. — Si ces officiers du corps de santé appartiennent à des ports différents, leur demande de permutation est soumise au Ministre.

---

(1) Aucun congé de convalescence ne peut être résilié, à moins d'une destination spéciale ordonnée par le Ministre, sans que le Conseil de Santé, qui a été saisi de la demande de congé ou de sa prolongation, ait été consulté et mis au courant de la situation nouvelle de l'officier au point de vue du service. Les frais de déplacement que cette formalité entraîne sont à la charge des intéressés.

Art. 6. — 1. — La faculté de permuter est étendue aux officiers du corps de santé du même grade présents dans des ports différents, embarqués sur des navires dépendant d'autorités différentes ou désignés pour des destinations à la mer ou aux Colonies ; les demandes sont soumises au Ministre, après qu'elles ont obtenu l'assentiment des autorités locales.

2. — En un mot, toutes facilités sont données aux permutations entre médecins ou pharmaciens, du moment qu'il n'en résulte aucun inconvénient pour le service.

Art. 7. — 1. — Les officiers du corps de santé qui ont été autorisés à permuter se substituent complètement l'un à l'autre, soit pour les obligations du tour d'embarquement, soit dans la supputation des périodes d'embarquement acquises respectivement, au moment de la permutation, par ceux qui sont embarqués, ou des périodes accomplies dans le service à terre (prévotés, etc.) (sauf pour les emplois dont la durée est illimitée).

2. — Les permutations entre officiers du corps de santé de ports différents entraîne un changement de port d'attache entre les permutants.

3. — Les déplacements qui sont la conséquence d'une permutation s'effectuent au frais des intéressés.

4. — Le Ministre peut, par décision spéciale, ordonner toute permutation d'office entre deux officiers du corps de santé du même grade.

Art. 8. — 1. — Les cinq ports militaires pourvoient, à tour de rôle, au remplacement des médecins et pharmaciens affectés aux services indiqués ci-après, à l'exception des officiers embarqués au choix :
Bâtiments faisant partie d'une escadre ou d'une division navale opérant sur les côtes de France, navires-écoles, écoles flottantes, transports et autres navires du littoral, défenses mobiles de la Corse et de l'Algérie, divisions navales lointaines et stations des Colonies, Colonies (service géné-

ral), emplois sédentaires dits: prévôtés, service des troupes en France.

2. — A cet effet, un tour unique par port pour ces remplacements est tenu au Ministère de la Marine, en suivant l'ordre indiqué ci-après, savoir:

    Cherbourg . . . . 1er et 6e tours.
    Brest . . . . 2e, 7e et 11e tours.
    Lorient . . . . 3e et 8e tours.
    Rochefort. . . . . 4e et 9e tours.
    Toulon . . . . 5e, 10e et 12e tours

3. — Lorsque le moment est venu de remplir une vacance, l'ordre de pourvoir à la désignation est adressé, par le Ministre, au port auquel revient cette destination, d'après les tours énumérés ci-dessus.

4. — Dès la réception de l'ordre ministériel, le Préfet maritime désigne le médecin ou le pharmacien qui occupe le 1er rang sur la liste au moment de l'arrivée de la dépêche du Ministre. Toutefois, les médecins et pharmaciens ayant effectué depuis moins d'un an leur retour en France, après une campagne d'au moins dix-huit mois dans une division lointaine ou dans une Colonie, ne sont désignés pour une Division lointaine ou une Colonie que s'ils en font la demande.

5. — Dans le cas où il n'existerait, sur la liste du port, aucun médecin ou pharmacien susceptible d'être désigné, le Préfet maritime en aviserait immédiatement le Ministre, par le télégraphe, de manière que l'ordre de pourvoir à la désignation soit adressé au port suivant, dans l'ordre des tours indiqués au présent article.

Art. 9. — 1. — Le Préfet maritime désigne directement et sans aucun ordre du Ministre, pour les embarquements suivants:

1° Armements dans le port (armement définitif, armement pour premiers essais ou en 1re catégorie de réserve);

2° Défense mobile du port.

2. — Ces désignations se font la veille de l'ouverture du rôle d'équipage ou la veille de la vacance, pour la défense mobile.

3. — Toutes les autres désignations sont faites par le Préfet maritime, sur un ordre du Ministre, ainsi qu'il a été spécifié à l'article 8.

Art. 10. — 1. — L'ordre de désigner des officiers du corps de santé, d'après le tour de liste du port (art. 8) est envoyé par le Ministre :

1° Trente jours avant la date du départ de France pour les remplacements dans les divisions lointaines (y compris le Levant), et dans les Colonies (service général);

2° Quinze jours avant la date de l'expiration de la période réglementaire de service pour les remplacements, en escadres, dans les divisions opérant sur les côtes de France, en Corse et en Algérie, sur les navires-écoles, écoles flottantes pour le service des troupes en France et pour les postes sédentaires dits prévotés.

2. — Ces désignations sont faites à l'heure de l'arrivée dans les ports de la dépêche ministérielle (télégraphique ou manuscrite); si, à ce moment, les bureaux sont fermés, la désignation est remise au lendemain, mais elle doit être faite d'après l'état de la liste d'embarquement du jour précédent, à moins d'ordre contraire du Ministre.

3. — Lorsque, dans un port, il y a lieu de pourvoir, le même jour, et dans le même grade, à plusieurs destinations, les officiers du corps de santé désignés choisissent leur destination par ordre d'ancienneté de grade.

4. — En cas de vacances imprévues ou d'urgence, les désignations sont faites sans observer les délais indiqués à l'article 10.

5. — Lorsque, pour un motif quelconque, il y a lieu d'embarquer un officier du corps de santé sur un navire en désarmement ou dont le désarmement est prévu, cet officier reçoit ladite destination à titre de *corvée*; il est pris à la fin de la

liste d'embarquement en suivant l'ordre inverse du classement et conserve son tour sur cette liste.

6. — Il en est de même pour les officiers du corps de santé à désigner pour les bâtiments armant pour les grandes manœuvres ou des exercices de mobilisation, ainsi que pour les bâtiments en 2ᵉ catégorie de réserve ou armant pour essais après réparations.

Art. 11. — L'officier du corps de santé embarqué en corvée, comme il est dit à l'article précédent, est débarqué, quel que soit son temps de séjour à bord, lorsque le navire entre en armement en essais, ou passe dans la 1ʳᵉ catégorie de réserve.

Art. 12. — La durée réglementaire de l'embarquement ou du service colonial est fixée comme suit (aller et retour non compris, à moins que l'officier ne parte et ne revienne sur son bâtiment), savoir:

1º *Deux ans*: escadre ou division navale opérant sur les côtes de France (les remplacements dans les escadres seront interrompus du 1ᵉʳ avril au 1ᵉʳ octobre); divisions navales lointaines et stations locales des Colonies, à l'exception de celles du Sénégal, d'Obock et du Gabon; station de pêche de la mer du Nord; navires-écoles; transport du littoral; défenses mobiles des ports, de la Corse et de l'Algérie; station de Tunisie; toutes les Colonies, à l'exception du Soudan, du Gabon, du Congo, du Dahomey et d'Obock.

2º *Dix-huit mois:* stations du Sénégal, d'Obock; Colonies du Soudan, d'Obock;

3º *Un an*: stations du Dahomey, du Gabon, du Congo; et Colonies du Dahomey, du Gabon et du Congo.

Art. 13. — 1. — L'officier du corps de santé, qui se trouve en interrompu de moins d'une année et qui reçoit une nouvelle destination d'après le tour de liste, n'est remplacé, lorsqu'il a terminé la période réglementaire de service, en tenant compte de la durée de son embarquement interrompu, que si son bâtiment se trouve sur les côtes de France, et, si c'est un bâtiment d'escadre, en dehors de la période du 1er avril au 1er octobre.

2. — Dans tous les autres cas, il est tenu d'accomplir, à moins de circonstances de force majeure, la période entière d'embarquement fixée à l'article 12.

Art. 14. — 1. — L'officier du corps de santé attaché à un État-major général débarque en même temps que l'officier général ou le chef de division sous les ordres duquel il est placé.

2. — L'officier du corps de santé indiqué au paragraphe précédent est débarqué au moment de sa promotion au grade supérieur s'il se trouve sur les côtes de France.

Art. 15. — Tout commandant arrivant de la mer adresse à son chef direct la liste nominative des officiers du corps de santé de son État-major qui ont terminé ou sont sur le point de terminer la période réglementaire d'embarquement; s'il stationne dans un port ou sur les côtes de France, il signale, au moins un mois à l'avance, le personnel qui va achever cette période, en indiquant le jour qui en est le terme.

Art. 16. — 1. — Du 1er octobre au 1er avril, les commandants des escadres ou des divisions, opérant sur les côtes de France, adressent au Ministre, le 1er et le 15 de chaque mois, la liste nominative des officiers du corps de santé placés sous leurs ordres qui doivent accomplir la période réglementaire d'embarquement pendant les 45 jours suivants.

2. — Les commandants de la Marine en Algérie et en Corse signalent également les vacances prévues 45 jours à l'avance.

3. — Les officiers du corps de santé à remplacer dans les divisions navales lointaines et les stations locales des Colonies sont signalés au Ministre, de manière que l'avis parvienne à Paris 45 jours au moins avant la date présumée du départ de France des remplaçants.

4. — Toute vacance se produisant inopinément à bord d'un navire doit être portée, sans retard, à la connaissance du Ministre.

TITRE II. — DES EMPLOIS SÉDENTAIRES, *dits*: «PRÉVOTÉS»

Art. 17. — Les emplois sédentaires dits: prévotés, dont le nombre est déterminé par le Ministre, sont attribués, dans les ports militaires, dans les établissements hors des ports et dans les îles du littoral, à des médecins principaux, à des médecins de 1re et de 2e classe de la Marine.

Art. 18. — 1. — Dans les ports militaires, la durée des prévôtés est de 2 ans pour les médecins principaux et les médecins de 1re classe; elle est d'un an pour les médecins de 2e classe.

2. — Dans les établissements hors des ports et dans les îles du littoral, la durée des prévôtés est de trois ans pour les médecins principaux, et de deux ans pour les médecins de 1re et de 2e classe.

3. — Pour les emplois de secrétaire-archiviste des conseils de santé, ainsi que pour l'emploi de médecin à l'île de Groix, la durée de la prévôté est illimitée.

Art. 19. — 1. — Les postes sédentaires, dits prévôtés, sont donnés d'après les tours de port indiqués à l'article 8 du présent arrêté, en suivant l'ordre d'inscription sur la liste d'embarquement de chaque port.

2. — Toutefois, les prévôtés étant, pour les officiers du corps de santé, des postes de repos, les médecins qui n'auront pas accompli au moins une année de service à la mer ou aux Colonies dans leur *grade*, ne pourront être désignés pour une prévôté. Dans ce cas, le Préfet maritime désigne le suivant.

Art. 20. — 1. — Lorsqu'une vacance se produit dans les prévôtés, le Ministre désigne, d'après le tour, le port qui doit fournir.

2. — Le Préfet maritime, au reçu de la dépêche ministérielle, désigne le premier des médecins présents sur la liste ayant accompli au moins une année de service à la mer ou aux Colonies.

Art. 21. — 1. — La nomination de secrétaire-archiviste du conseil de santé est faite par le Ministre, au choix du directeur du Service de santé et sur l'avis du Préfet maritime.

2. — L'officier ainsi choisi doit avoir accompli, dans son grade, au moins une période réglementaire de service à la mer ou aux Colonies, indiquée à l'article 12.

Art. 22. — A l'expiration de la durée de ses fonctions, le titulaire d'un poste sédentaire est replacé sur la liste d'embarquement de son port d'attache, à la date que lui assigne son dernier débarquement.

Art. 23. — Le Ministre doit être informé un mois à l'avance des vacances qui doivent se produire dans les postes sédentaires.

TITRE III. — Du déplacement des officiers du corps de santé.

Art. 25. — Les officiers du corps de santé de tous grades promus au grade supérieur (au choix ou à l'ancienneté) sont, au moment de leur promotion, répartis dans les ports suivant les besoins du service.

Art. 26. — 1. — Lorsqu'il y a lieu d'envoyer des officiers dans un port pour y faire face aux besoins du service à la mer, le Ministre désigne le port qui doit fournir ces officiers.

2. — Les officiers ainsi déplacés sont pris en tête de la liste d'embarquement; ils sont ensuite inscrits sur la liste du port où ils vont servir, d'après les règles générales d'embarquement.

3. — Si un officier vient à débarquer dans un autre port que celui où il a été envoyé pour le service à la mer, il doit, quel que soit son temps d'embarquement, rejoindre son port d'attache et être replacé sur la liste de départ de ce dernier port d'après les règles générales.

Art. 27. — 1. — Lorsqu'il y a lieu de déplacer un officier pour le service à terre, le Ministre désigne le port qui doit le fournir. L'officier est pris à la queue de la liste d'embarquement, en remontant l'ordre d'inscription sur cette liste.

2. — Tout officier ainsi déplacé continue à figurer sur la liste d'embarquement de son port d'attache et peut y être renvoyé dès que les circonstances le permettent.

TITRE IV. — DE LA RÉSIDENCE LIBRE DES OFFICIERS DU CORPS DE SANTÉ.

Art. 28. — La faculté de choisir le lieu de leur résidence temporaire est accordée aux officiers du corps de santé de la Marine de tous grades par les Préfets maritimes, dans les conditions déterminées par les articles suivants.

Art. 29. — 1. — La résidence libre est accordée :

2. — Pendant *trois mois*, aux officiers supérieurs, et pendant *deux mois*, aux officiers subalternes du corps de santé qui ont accompli, sans interruption, la période réglementaire de service à la mer ou aux Colonies, indiquée à l'article 12 du présent arrêté.

Art. 30. — 1. — Le Ministre détermine les circonstances qui nécessitent, soit la suppression momentanée de la faculté de la résidence libre, soit la réduction des périodes fixées à l'article précédent.

2. — Le médecin ou le pharmacien qui aura obtenu un congé de convalescence à son débarquement et ensuite la résidence, et *vice versa*, aura droit à des délais de route pour rejoindre son port à l'expiration de la résidence ou du congé.

TITRE V. — SERVICE MÉDICAL DES TROUPES DE LA MARINE.

Art. 31. — 1. — Les médecins principaux, les médecins de 1re classe et les médecins de 2e classe servant dans les corps de troupes de la Marine sont portés sur des listes spéciales de départ pour les Colonies tenues au Ministère de la Marine.

2. — Ils sont inscrits sur ces listes d'après les dispositions de l'article 1er du présent arrêté.

3. — Ils sont désignés pour le service des troupes aux Colonies, en suivant, pour chaque grade, l'ordre d'inscription sur les listes de départ. Toutefois, il est entendu que les médecins ayant effectué depuis moins d'un an leur retour en France, après une campagne d'au moins 18 mois dans une division lointaine ou une Colonie, ne sont désignés que s'ils en font la demande.

4. — Les désignations ont lieu, à moins de vacances imprévues ou d'urgence, trente jours avant la date du départ de France.

Art. 32. — 1. — Toutes les dispositions du présent arrêté concernant les médecins de tous grades du service général, et qui ne sont pas contraires à l'article 31 précédent, sont applicables aux médecins des corps de troupes de la Marine.

2. — Toutefois, la résidence libre est accordée aux médecins des troupes, par le Ministre, sur la proposition des autorités locales.

TITRE VI. — RENSEIGNEMENTS A FOURNIR AU MINISTRE.

Art. 33. — Les Préfets maritimes adressent au Ministre :

1° Les 1er, 11 et 21 de chaque mois, la situation numérique des officiers du corps de santé de tous grades comptant au port (Voir annexe A);

2° Les 1er, 11 et 21 de chaque mois, les listes d'embarquement, par grade, de tous les médecins et pharmaciens disponibles du chef-lieu de l'arrondissement maritime, avec la liste des mutations survenues dans la dizaine écoulée et la liste des médecins et pharmaciens en résidence libre ou en congé (Voir annexe B);

3° Le 1er de chaque mois, la situation nominative de tout le personnel médical et pharmaceutique, attaché à un titre quelconque au chef-lieu de i'arrondissement maritime. (Cet état doit donner toutes les indications relatives à la situation des officiers du corps de santé qui y sont mentionnés.) (Voir annexe D.)

Art. 34. — En ce qui concerne les médecins des corps de troupes, les Généraux commandant les brigades de la Marine adressent au Ministre :

1° Les 1er, 11 et 21 de chaque mois, la liste de départ, par grade, des médecins relevant de leur autorité (Voir annexe C);

2° Au fur et à mesure qu'elles se produisent, toutes les mutations susceptibles de modifier les listes de départ tenues au Ministère de la Marine.

Art. 35. — 1. — Le Ministre doit être informé, par le télégraphe, de toutes les vacances imprévues.

2. — Il en est de même lorsq'un port appelé à faire une désignation ne possède pas de personnel du grade voulu.

Art. 36. — Sont et demeurent abrogées toutes les dispositions antérieures contraires au présent arrêté.

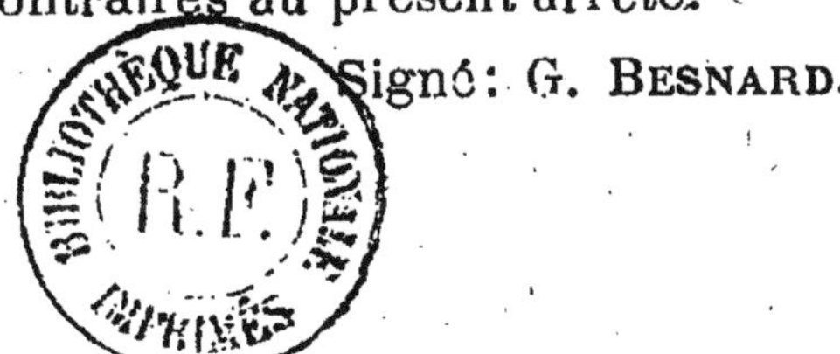

Signé: G. Besnard.

*Dépêche adressée au Vice-Amiral commandant en chef,
Préfet maritime du 2e arrondissement par le Ministre de
la Marine.*

Paris le 2 décembre 1896.

Monsieur le Vice-Amiral,

J'ai été consulté sur la question de savoir quel était l'ordre à adopter pour le classement sur la liste d'embarquement, de deux officiers du Corps de Santé de la Marine de même grade, débarqués le même jour, et comptant une durée inégale à la mer.

J'ai l'honneur de vous faire connaître que dans les cas de l'espèce, il y a lieu de classer, sur la liste de départ, le médecin qui a accompli la plus longue période consécutive de service à la mer après celui dont la période d'embarquement a été la moindre.

J'ajoute que si deux médecins débarquent le même jour avec une durée égale de service à la mer ou aux colonies, le plus jeune de grade doit être inscrit le premier.

Je vous prie d'assurer l'exécution de ces dispositions qui devront être inscrites en marge de l'article 1er numéroté 3, de l'arrêté du 13 mai 1896.

Signé : BESNARD.

DÉSIGNATION DES EMPLOIS.	Médecins principaux	Médecins de 1ᵉ classe	Médecins de 2ᵉ classe	Pharmaciens de 2ᵉ classe
CHERBOURG. Secrétaire-archiviste du Conseil de santé	«	1	«	«
Médecin Résident	«	1	«	«
Dépôts des Équipages de la flotte	1	«	1	«
BREST Secrétaire-archiviste du Conseil de santé	«	1	«	«
Médecin Résident	«	1	«	«
Dépôts des Équipages de la flotte	1	«	1	«
Hors du port.				
Ile d'Ouessant	«	«	1	«
Ile de Sein	«	«	1	«
LORIENT Secrétaire-archiviste du Conseil de santé	«	1	«	«
Médecins résidents	«	2	«	«
Dépôts des Équipages de la flotte et bataillon d'apprentis-fusiliers	1	«	1	«
Hors du port.				
Ile de Groix	«	«	1	«
ROCHEFORT Secrétaire-archiviste du Conseil de santé	«	1	«	«
Médecin résident	«	1	«	«
Dépôt des Équipages de la flotte	«	1	«	«
Hors du port.				
Ile d'Oléron	«	1	«	«
Ile d'Aix	«	«	1	«
TOULON Secrétaire-archiviste du Conseil de santé	«	1	«	«
Médecin résident à l'hôpital principal	«	1	«	«
Personnel résident à l'hôpital de Saint-Mandrier	1	1	«	1
Dépôt des Équipages de la flotte	1	«	1	«
École de pyrotechnique	«	1	1	«
Établissements hors des ports.				
INDRET	1	«	2	«
GUÉRIGNY	1	«	1	«
RUELLE	1	«	2	«
TOTAL	8	15	14	1

ÉTAT faisant connaître le nombre de jours de délais de route accordés aux officiers qui voyagent entre les points indiqués ci-dessous. (*Art. 8 du décret du 12 janvier 1870*)

Paris à	Cherbourg	1 jour.
	Brest	2
	Lorient	2
	Rochefort	2
	Toulon	3
Cherbourg à	Brest	2
	Lorient	2
	Rochefort	2
	Toulon	4
Brest à	Lorient	1
	Rochefort	2
	Toulon	4
Lorient à	Rochefort	1
	Toulon	4
Rochefort à	Toulon	3

Amoins d'une mention contraire dans l'ordre ou dans la lettre de service, il est accordé, en outre, à titre de délai de tolérance, 4 jours pleins pour la mise en route à partir de la date de l'ordre (art. 9 du décret du 12 janvier 1870).

Il importe que la remise de l'ordre de déplacement à l'intéressé se fasse avec la plus grande célérité possible, afin que les délais de route et de tolérance ne soient pas réduits.

Lorsqu'il y a lieu d'adresser un ordre de déplacement à un officier se trouvant éloigné du port, l'autorité locale doit spécifier la date à laquelle l'officier devra être rendu à destination, en tenant compte, si les circonstances le permettent, des délais de route et de tolérance réglementaires, ainsi que du temps nécessaire pour que l'ordre parvienne à l'intéressé.

		Inspecteur général du service de santé	Directeurs du service de santé 1° classe	Directeurs du service de santé 2° classe	Repères
SOLDE DE PRÉSENCE — SOLDE À LA MER — proprement dite (nette)	brute annuelle	«	14400,000	12126,345	1
	annuelle	«	13680,00	11520,00	2
	par mois	«	1140,00	960,00	3
	par jour	«	38,00	32,00	4
d'État-major général ou de second (nette)	brute annuelle	«	15945,789	13263,157	5
	annuelle	«	15120,00	12600,00	6
	par mois	«	1260,00	1050,00	7
	par jour	«	42,00	35,00	8
SOLDE À TERRE — proprement dite (nette)	brute annuelle	15536,842	13263,157	11368,424	9
	annuelle	14760,00	12600,00	10800,00	10
	par mois	1230,00	1050,00	900,00	11
	par jour	41,00	35,00	30,00	12
d'État-major (nette)	brute annuelle	«	14021,052	11747,368	13
	annuelle	«	13320,00	11160,00	14
	par mois	«	1140,00	930,00	15
	par jour	«	37,00	34,00	16
SOLDE DE N.-ACTIVITÉ — Solde d'officier génér. et haut fonct. momentaném. sans empl. et de rés. lib. (nette)	brute annuelle	14400,000	12126,346	10231,578	17
	annuelle	13680,00	11520,00	9720,00	18
	par mois	1140,00	960,00	810,00	19
	par jour	38,00	32,00	27,00	20
Infirmités temp., lic. de corps sup. d'emp. etc. (nette)	brute annuelle	7768,424	6631,578	5684,210	21
	annuelle	7380,00	6300,00	5400,00	22
	par mois	615,00	525,00	480,00	23
	par jour	20,50	17,50	15,00	24
Retrait ou suspension d'emploi (nette)	brute annuelle	6214,736	5305,262	4547,368	25
	annuelle	5904,00	5040,00	4320,00	26
	par mois	492,00	420,00	360,00	27
	par jour	16,40	14,00	12,00	28

Repères	Médecins et Pharmaciens en chef	Médecins et Pharmaciens principaux	Médecins et Pharmaciens de 1re classe 12 ans de grade	8 ans de grade	5 ans de grade	0 à 5 ans de grade	Médecins et Pharmaciens de 2e classe
1	9852,631	6821,052	3415,789	4547,368	4168,421	3789,473	3031,578
2	9360,00	6480,00	4860,00	4320,00	3960,00	3600,00	2880,00
3	780,00	540,00	405,00	360,00	330,00	300,00	240,00
4	26,00	18,00	13,50	12,00	11,00	10,00	8,00
5	10989,473	7578,947	5494,736	4926,315	4547,368	4168,421	3410,526
6	10440,00	7200,00	5220,00	4680,00	4320,00	3960,00	3240,00
7	870,00	600,00	435,00	390,00	360,00	330,00	270,00
8	29,00	20,00	14,50	13,00	12,00	11,00	9,00
9	9470,526	6328,421	4736,842	4168,421	3789,473	3410,526	2894,240
10	8712,00	6012,00	4500,00	3960,00	3600,00	3240,00	2664,00
11	726,00	501,00	375,00	330,00	300,00	270,00	222,00
12	24,20	16,70	12,50	11,00	10,00	9,00	7,40
13	9473,684	6631,578	5115,789	4547,368	4168,421	3789,473	3031,578
14	9000,00	6300,00	4860,00	4320,00	3960,00	3600,00	2880,00
15	750,00	525,00	405,00	360,00	330,00	300,00	240,00
16	25,00	17,50	13,50	12,00	11,00	10,00	8,00
17	8336,842	5570,526	4357,894	3789,473	3410,526	3031,578	2463,157
18	7920,00	5292,00	4440,00	3600,00	3240,00	2880,00	2340,00
19	660,00	441,00	345,00	300,00	270,00	240,00	195,00
20	22,00	14,70	11,50	10,00	9,00	8,00	6,50
21	4585,263	3164,210	2368,421	2084,210	1894,736	1705,263	1686,315
22	4356,00	3006,00	2250,00	1980,00	1800,00	1620,00	1602,00
23	363,00	250,50	187,50	165,00	150,00	135,00	133,50
24	12,10	8,35	6,25	5,50	5,00	4,50	4,45
25	3675,789	2538,947	1894,736	1667,368	1515,789	1364,210	1117,894
26	3492,00	2412,00	1800,00	1584,00	1440,00	1296,00	1062,00
27	291,00	204,00	150,00	132,00	120,00	108,00	88,50
28	9,70	6,70	5,00	4,40	4,00	3,60	2,95

<h1 align="center">Corps de Santé de la Marine</h1>

Indemnités. — Tarif nº 14.

	Quotité		
	annuelle	mensuelle	journalière
Conservateur de la bibliothèque de l'hôpital à Cherbourg, Brest, Rochefort et Toulon	972,00	81,00	2,70

Suppléments. — Tarif nº 23.

		annuelle	mensuelle	journalière
Écoles annexes du Service de santé.	Professeur chargé de cours et prosecteur d'anatomie.	720,00	60,00	2,00
École principale du Service de santé.	Directeur. . . .	1872,00	156,00	5,20
	Sous-Directeur. .	936,00	78,00	2,60
	Répétiteur . . .	720,00	60,00	2,00
École d'application du Service de santé.	Professeur chargé de cours. . . .	720,00	60,00	2,00
Cours des infirmiers.	Officier du corps de santé chargé du cours des infirmiers	270,00	22,50	0,75

Indemnités de résidence dans Paris. — Tarif nº 24.

	annuelle	mensuelle	journalière
Inspecteur général du Service de santé.			
Directeurs du Service de santé. . .	1980,00	165,00	5,50
Médecins et pharmaciens en chef. .	1620,00	135,00	4,50
Médecins et pharmaciens principaux.	1620,00	135,00	4,50
Médecins et pharmaciens de 1ᵉ classe.	900,00	75,00	2,50
dº 2ᵉ classe.	900,00	75,00	2,50

Indemnités de rassemblement. — Tarif nº 25.

	Quotité par jour			
	Indemnité nº 1	Indemnité nº 2	Indemnité nº 3	Indemnité nº 4
Inspecteur général du Service de santé.	2,50	2,00	1,50	1,00
Directeurs du Service de santé. . .	2,50	2,00	1,50	1,00
Médecins et pharmaciens en chef. .	2,00	1,50	1,00	0,50
Médecins et pharmaciens principaux.	2,00	1,50	1,00	0,50
Médecins et pharmaciens de 1ᵉ classe.	1,40	1,05	0,70	0,35
dº 2ᵉ classe.	1,00	0,75	0,50	0,25

Tarifs de Solde

Indemnités pour frais de représentation à terre
Tarif n° 26.

		annuelle	mensuelle	journalière
Directeur du Service de santé.	à Brest et à Toulon	1872,00	156,00	5,20
	à Cherbourg, Lorient et Rochefort	936,00	78,00	2,60

Indemnités représentatives de frais de bureau
Tarif n° 27.

§ 1er. — PORTS MILITAIRES.

		Cherbourg	Brest	Lorient	Rochefort	Toulon
Service de santé.	Directeur du Service de santé. Sous-Directeur et écoles annexes. Comptab. administrative. — Directeur.	288,00	468,00	216,00	396,00	468,00
	Agent administratif . .	108,00	108,00	108,00	108,00	108,00

§ 2. — PORTS SECONDAIRES.

Allocation annuelle

		Allocation annuelle
École principale du Service de santé à Bordeaux.	Directeur	360,00
	Sous-Directeur .	252,00
	Trésorier	252,00

§ 3. — ÉTABLISSEMENTS HORS DES PORTS.

	Allocation annuelle
Médecin chargé du Service à Indret, Ruelle et la Chausssade	54,00

§ 6. — ÉTATS-MAJORS GÉNÉRAUX.

		Allocation annuelle
Officier du corps de santé embarqué en chef.	d'une armée navale.	360,00
	d'une escadre. .	180,00
	d'une division navale sous le commandement d'un officier général.	108,00
	d'une division navale sous le commandement d'un officier supérieur	72,00

Corps de Santé de la Marine

§ 7. — SERVICE A LA MER. — ÉTATS-MAJORS.

Allocation annuelle

Officier du corps de santé embarqué sur les Bâtiments armés ou en 1re catégorie de réserve.

		Allocation annuelle
Bâtiments ayant un effectif de	304 hommes et au-dessus . . .	54,00
	45 à 300 hommes.	36,00
Bâtiments centraux de la Défense mobile		54,00

BATIMENTS EN 2ᵉ CATÉGORIE ET BATIMENTS CENTRAUX DE LA RÉSERVE.

Bâtiments en 2ᵉ catégorie de réserve.	36,00
Bâtiments centraux de la réserve. .	54,00

§ 8. — SERVICE DES ÉCOLES.

École principale du Service de santé à Bordeaux.	Économe. — Pour les fournitures du service général de l'école, y compris ses fournitures personnelles.	360,00

Indemnités de caisse. — Tarif nº 30.

Trésorier de l'école principale du Service de santé à Bordeaux. . . .	540,00	45,00	1,50
Économe de l'école principale du Service de santé à Bordeaux. . . .	540,00	45,00	1.50
Trésoriers des conseils d'administration de la solde du personnel ouvrier du Service de santé dans les cinq ports	108,00	9,00	0,30

Tarifs de Solde

Indemnités de responsa- bilité des Comptables des matières Tarif n° 31.	par an

Préposé comptable du groupe « Hô- pitaux » à Brest, Rochefort et Toulon.	1455,00
d°　　　A Cherbourg et Lorient.	1164,00

Frais de passage. — Tarif n° 36.　　Allocation journalière

	Colonne n° 1	Colonne n° 2
Passager de la 1re catégorie	20,00	25,00
— 2° —	8,00	11,00
— 3° —	3,20	4,40
Femme et enfant au dessus de 16 ans.	plein tarif	
Enfant au dessous de 16 ans. . . .	demi-tarif	
d°　　　5 ans. . . .	quart de tarif	
Domestiques des passagers, nourris à l'office d'une table	1,50	

**Retenue de logement et
d'ameublement.—Tarif
n° 37.
Retenue d'hôpital. —
Tarif n° 38.**　　Retenue journalière

	avec ameu- blement	sans ameu- blement	d'hôpital
Directeur général et Directeurs du Service de santé.	3,30	2,20	5,00
Médecins et pharmaciens en chef. .	2,60	1,70	4,00
Médecins et pharmaciens principaux	2,00	1,30	4,00
Médecins et pharmaciens de 1re classe	1,00	0,50	2,50
d°　　　2° classe	0,60	0,30	2,00

www.ingramcontent.com/pod-product-compliance
Ingram Content Group UK Ltd.
Pitfield, Milton Keynes, MK11 3LW, UK
UKHW021031120726
13693UKWH00005B/2281